AF395243

DES EAUX

DE

LAMALOU

ET DE LEUR INFLUENCE SALUTAIRE;

Par

M. P. DECAZIS,

Chirurgien de la Garde nationale de Mazamet, Tarn, Membre correspondant de la Société de médecine pratique de Montpellier, de Lyon, de Toulouse et de l'Institut historique de Paris.

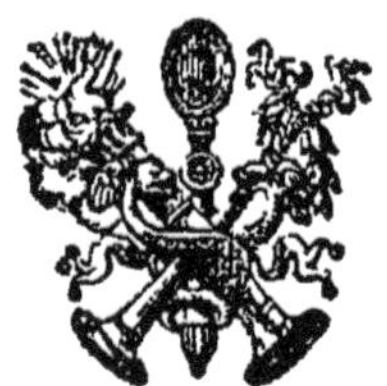

CASTRES,

DE L'IMPRIMERIE DE J. AUGER ET CH. CANTIÉ.

1836.

DES EAUX

DE

LAMALOU

ET DE LEUR INFLUENCE SALUTAIRE;

PAR

M. P. DECAZIS,

CHIRURGIEN DE LA GARDE NATIONALE DE MAZAMET, TARN,
MEMBRE CORRESPONDANT DE LA SOCIÉTÉ DE MÉDECINE
PRATIQUE DE MONTPELLIER, DE LYON, DE TOULOUSE
ET DE L'INSTITUT HISTORIQUE DE PARIS.

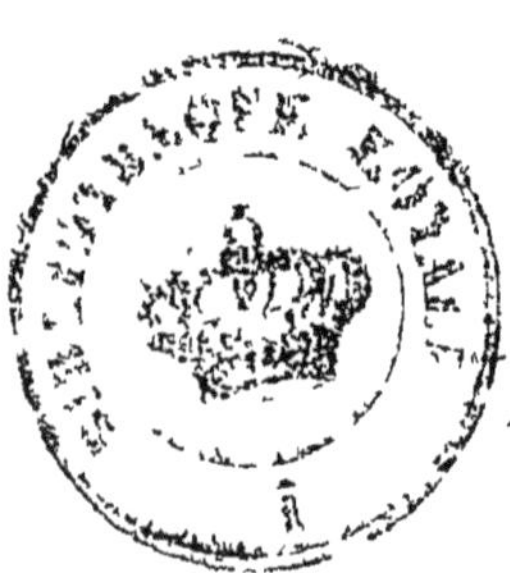

> Un fait bien observé, accompagné
> de toutes les circonstances qui peuvent
> en éclaircir l'histoire, est le plus beau
> présent qu'on puisse faire à la science.
> Ducasse. *Obs. de méd.*

Les Eaux de Lamalou viennent d'obtenir
parmi nous une réputation qu'il importe
d'examiner. On leur attribue des propriétés
salutaires, des cures véritables et dues à leur
seule action. Les opinions sont-elles fondées?
ces expériences sont-elles réelles? tout cela

n'est-il pas plutôt préjugé, spéculation, mode ou néant? Il importe à l'honneur de la science et de l'art d'éclairer et de fixer ici l'opinion publique.

Ce travail d'observation et d'étude a été commencé par M. Saisset, inspecteur de l'établissement des bains de Lamalou. Dans deux mémoires qu'il a déjà publiés, on a pu connaître la nature et l'efficacité de ces eaux thermales, leurs propriétés bienfaisantes, les différentes maladies auxquelles elles sont applicables; en un mot, toute leur influence thérapeutique. Avec de pareils élémens de succès, Lamalou doit devenir un établissement de premier ordre. Cependant il manque à M. Saisset, de n'avoir pas complété ce travail important; il a laissé son œuvre inachevée. Les hommes de l'art n'ont pu appliquer ni ordonner sciemment l'usage de ces eaux, n'ayant point établi la catégorie des maux qu'on doit soumettre à leur action. Nous devons espérer que ces essais seront suivis d'autres plus profonds, plus publics, et qu'ils recevront toute l'extension possible. Dans le cas contraire, je me propose de publier un opuscule où j'entrerai dans quelques détails topographiques et géologiques, et dans une analyse approfondie des eaux de Lamalou.

Je me borne aujourd'hui à rappeler succintement leurs propriétés médicales et chimiques, d'après les judicieuses analyses qu'on en a déjà faites; et, avant de rapporter les observations, il me paraît important de donner un aperçu de la situation géographique de cet établissement; description que nous empruntons à une note qu'on nous a transmise.

Lamalou est situé au centre du département de l'Hérault, au pied du roc de Taroux, dans une gorge du beau vallon du Pujol, à proximité de plusieurs villages et de la jolie petite ville de Bédarieux; environnés de montagnes giboyeuses et pittoresque, à portée de deux rivières où les truites abondent, les bains de Lamalou ne laissent rien à désirer. On y arrive par de très belles routes, où se croisent tous les jours plusieurs voitures publiques. Une telle situation, jointe aux propriétés thérapeutiques qu'ont les Eaux de Lamalou, doit attirer un grand nombre de malades. Aussi, tous les ans, les baigneurs augmentent en nombre.

Quant à la localité, elle est des plus satisfaisantes. D'élégantes constructions viennent d'être ajoutées aux anciens bâtimens; les propriétaires, jaloux de se mettre en harmonie avec les goûts du jour, ont tout fait pour y parvenir. Belle salle à manger, salon vaste et meublé avec luxe, jolis appartemens, café bien tenu, jardin anglais, remise spacieuse et commode, joignez à cela des eaux en abondance et dont la nouvelle distribution est parfaitement dirigée. Jusqu'ici les bains étaient pris en commun, et dans une piscine générale; désormais on trouvera des baignoires particulières, un cabinet spécialement affecté aux douches de toute espèce; enfin, un grand réservoir d'attente qui permettra de renouveler facilement les eaux. Les nouveaux fermiers n'ont rien négligé pour rendre ce séjour agréable et y procurer aux baigneurs tout le confortable du foyer domestique. Habitués à la direction des grands hôtels, ils se sont assurés un service régulier dans tous les genres : cuisinier, pâtissier, etc., etc., en un mot, la table sera délicate et variée. On y trouvera toutes les qualités de vins de luxe, et des précautions prises à l'avance permettent d'affirmer que rien ne sera en défaut pour un service si important.

A côté de cette source, qui est destinée seulement pour se baigner, s'en trouve deux autres, dont une porte le nom de source de Capus, et l'autre, source Lavernière. La première, située au nord de celle de Lamalou,

à une distance de cinq minutes, est ferrugi-
neuse ; la seconde, non loin des bains de
Lamalou, au sud, est, de ces bains, à un demi-
quart de lieue de distance, dans le terroir de
Mourcairol, sur la rive gauche de la rivière
d'Orb, vis-à-vis la chapelle de Saint-Pierre ;
celle-ci est plus acidule et plus gazeuse que
la précédente. Ces deux sources sont froides
et ne servent qu'en boisson.

PROPRIÉTÉS CHIMIQUES

DES EAUX MINÉRALES DE LAMALOU.

*Analyse par M. le Docteur Saint-Pierre,
faite en 1809.*

2,56 kilog.ˢ d'eau contiennent :

Acide muriatique.........	»	» gramˢ·
Carbonate de soude......	1 »	200
Muriate de soude........	0 »	260
Carbonate de chaux......	0 »	637
Carbonate de magnésie....	0 »	159
Sulfate de chaux........	0 »	159
Carbonate de fer........	0 »	053
Matière colorante entractive		
quantité impondérable......	»	»
	2 »	**468**

Analyse que nous a communiqué M. Carrière,
Docteur Médecin, à Béziers.

2,56 kilog. donnent :

Acide carbonique, en excès.
Carbonate de soude....... 1 » 200 gram^es
Muriate de soude......... 0 » 260
Carbonate de chaux....... 0 » 637
Carbonate de magnésie.... 0 » 159
Sulfate de chaux......... 0 » 159
Carbonate de fer......... 0 » 053
Matière entractive colorante
quantité impondérable....... »   »

____

2 » 468

De plus, les eaux de Lamalou forment un
sédiment dont l'analyse donne pour résultat :

Sédiment, deux grammes.
Carbonate de chaux....... 1 » 010 gram^es·
Carbonate de magnésie..... 0 » 266
Oxide de fer............. 0 » 266
Silice .... 0 » 266
Perte.................... 0 » 192

____

2 » 000

OBSERVATIONS

FAITES PAR M. BANAL, DOCTEUR-MÉDECIN, A BÉDARIEUX.

Première
observation.

Rhumatismes fixés sur l'articulation tibio-fémorale du côté droit.

Monsieur M...., chaudronnier de profession, d'une forte constitution, d'un tempérament bilioso-sanguin, éprouva, pour la première fois, en 1834, une douleur dans l'articulation fémoro-tibiale du côté droit, avec rougeur et gonflement très prononcé de la partie. Appelé à lui donner mes soins, je trouvai M. M.... au lit, souffrant considérablement, ayant de la fièvre. Je pratiquai sur le champ une saignée du bras, eau de veau pour boisson, application de douze sangsues autour du genou. Le lendemain, la fièvre avait un peu cédé, le pouls était moins dur, la langue bilieuse, la douleur persistait avec la même intensité. Je prescrivis pour le lendemain, un purgatif qui produisit d'abondantes évacuations bilieuses. Le soir, le malade se sentait beaucoup mieux, par rapport à l'état des organes intérieurs; mais la douleur de l'articulation persistait. Je l'engageai fortement à se rendre aux bains de Lamalou; il fut docile à mon avis,

et se rendit le lendemain même à l'établissement. Il prit le premier bain qui aggrava
un peu son état; mais les 2e, 3e, 4e, 5e et 6e
bain produisirent une amélioration tellement
prononcée, que le malade, qui avait été obligé
de se faire transporter aux eaux, put se promener dans la cour avec assez de facilité.
Huit bains de plus complétèrent sa guérison,
et M. M.... put retourner chez lui complètement débarrassé de sa douleur.

Même affection.

Deuxième
observation.

Mme F..., liteuse de draps, domiciliée à
Bédarieux, fut atteinte dans le courant du
mois de juin 1835, d'une vive douleur dans
l'articulation tibio-fémorale du côté droit. La
malade avait de la fièvre, l'articulation était
considérablement gonflée et douloureuse, la
langue rouge sur ses bords, et enduite d'un
mucus jaunâtre à son centre. Je conseillai à
la malade l'application de vingt sangsues autour de l'articulation, eau de veau pour boisson. Son état parut s'amender au bout de
quelques jours; mais la douleur, quoique dimi-
nuée, garda encore une certaine intensité. Après
une quinzaine ou vingt jours d'un traitement
anti-phlogistique et anti-bilieux, j'engageai la
malade à se rendre aux bains de Lamalou;

elle se rendit à mes instances après quelques jours d'hésitation, et douze ou quinze bains suffirent pour la débarrasser de sa douleur.

Sciatique rhumatismale.

M. R. G...., négociant de Bédarieux, se trouva atteint dans le courant du mois de mai 1835, d'une douleur ayant son siége dans le nerf sciatique, douleur qui le tourmentait principalement la nuit au point qu'il était obligé de quitter son lit et d'aller promener, moyen qui lui procurait quelque soulagement. Consulté quelque tems après par M. G...., je combattis cette affection par les sangsues, les vésicatoires, les opiacées, le petit-lait, les frictions, les bouillons dépurans, enfin, par tous les moyens qui pouvaient attaquer la maladie tant locale que générale : tous ces moyens restèrent infructueux. Je lui conseillai dès lors l'usage des bains de Lamalou. Il suivit mon conseil, prit vingt bains sans soulagement; enfin, désespérant de guérir de son incommodité, il se décide à quitter les bains et rentre au sein de sa famille. Quel fut son étonnement, lorsque deux jours après son arrivée, il se vit guéri, et, depuis cette époque, la maladie n'a pas reparu.

Troisième observation.

Rhumatisme de toutes les articulations,
tant des extrémités supérieures qu'inférieures.

Quatrième
observation.

Un garçon, tailleur de pierre, éprouva dans le courant du mois d'août, des douleurs dans toutes les articulations des extrémités tant supérieures qu'inférieures. Ses moyens pécuniaires ne lui permettant pas de pourvoir aux besoins qu'il avait en ce moment, je lui conseillai l'usage des bains de Lamalou; j'obtins même auprès de MM. les fermiers qu'il les prît gratis. Il se fit alors transporter aux bains, et dix suffirent pour le débarrasser de ses douleurs et pour lui permettre de reprendre ses occupations peu de tems après.

BANAL, *doct.-méd.*

OBSERVATIONS

Par M. Carrière, Docteur-Médecin, à Béziers.

Première
observation.

M. M..., négociant de Béziers, qui fréquentait régulièrement Lamalou depuis plusieurs années, a fini par se guérir complètement d'un rhumatisme général, qui se renouvellait à tout moment.

Deuxième.

Mlle D..., jeune personne de 15 ans, a guéri complètement d'une maladie nerveuse, nommée *danse de St.-Guy*, par l'emploi des bains et l'usage intérieur des eaux de Lamalou.

M. L..., négociant de Béziers, atteint d'un trouble continuel dans la vue, par suite d'une forte insolation, après trois mois de maladie, et l'emploi méthodique des ressources ordinaires de l'art, n'ayant pu guérir, eut recours aux bains de Lamalou en 1835, qui l'ont remis dans un état de santé parfait, au point que sa vue est rétablie comme avant sa maladie. Troisième observation.

M. A..., rentier, éprouvait des crampes d'estomac très-fortes, les digestions étaient des plus pénibles, et il éprouvait tous les symptômes des névroses de l'estomac et des voies digestives. L'usage intérieur des eaux de Lamalou, continué pendant un mois, a rétabli ses organes digestifs dans leur état ordinaire, et au bout de ce tems, il s'est trouvé parfaitement guéri. Quatrième.

M. M..., supérieur du pensionnat des frères de l'école chrétienne de Béziers, était, depuis plusieurs années, sujet à des atteintes de rhumatisme qui portaient leur effet quelquefois sur les membres, mais plus fréquemment sur la poitrine ou les organes digestifs. L'emploi des bains de Lamalou et leur usage intérieur, renouvellé pendant deux années de suite, à l'époque de la saison, lui a rendu son entière Cinquième.

santé, et depuis deux ans, il ne se ressent nullement de sa première maladie.

PÉRÉAL , DOCTEUR-MÉDECIN.

Sixième observation. — Mlle Ev. A..., de Béziers, âgée de 26 ans, par suite du fréquent usage qu'elle avait fait du sulfate de quinine, portait depuis long-tems une gastrite chronique qui lui causait les plus vives souffrances. Dans le mois de mai 1835, cette affection augmenta au point qu'elle ne pouvait prendre le plus léger aliment sans vomir ou au moins beaucoup souffrir. Pendant long-tems elle fut obligée de ne vivre que de lait. Après avoir essayé de divers traitemens, qui améliorèrent peu son état, je lui conseillai les eaux de Lamalou. Dès le quatrième bain elle se sentit mieux et elle prit un potage qui ne causa pas de douleur. Après le huitième, elle mengea une cotelette qu'elle digéra parfaitement. Enfin, sa guérison avançait à grands pas, elle était presque terminée lorsqu'elle apprit que son père était gravement malade. Forcée d'abandonner cette piscine salutaire, elle revint à Béziers où elle périt quelque tems après victime du choléra qui faisait alors de grands ravages dans cette ville.

OBSERVATIONS PAR M. DECAZIS.

Madame B..., âgée de trente ans environ, d'une susceptibilité nerveuse extrême, était atteinte, depuis quatre ou cinq ans, de douleurs errantes dans les membres qui parfois s'irradiaient sur l'estomac et occasionnaient des crampes de cet organe dont les souffrances ne pouvaient être modifiées que par l'usage des opiatiques à haute dose. Cet état fut exaspéré par une grossesse pénible et des couches laborieuses à la suite desquelles une péritonite puerpérale se déclara, qui eut sans doute pour cause la parturition longue et difficile. Cette dernière affection fut combattue par un traitement rationnel, mais l'état soporeux prit un caractère plus grave, les crampes d'estomac reparurent avec plus d'intensité et occasionnaient presque toujours des attaques qui simulaient l'épilepsie ; ces attaques avaient ordinairement une durée de cinq ou six heures, et, pendant tout ce tems, la malade n'avait pas conscience de ce qui se passait autour d'elle. Alors elle fut mise à un traitement qui avait pour base les bains domestiques et les antispasmodiques, mais on obtint peu d'amélioration. La saison des bains arriva ; elle fut envoyée à l'établissement d'Ussac où elle resta

Première observation.

un mois environ. Ces bains produisirent de bons effets, les attaques furent moins fréquentes et Madame B..., qui avait presque perdu ses chairs, reprit un peu d'embonpoint; mais languissant de rentrer chez elle et l'ennui qu'elle éprouvait l'attristant beaucoup, elle quitta les bains. Malgré cette amélioration, la malade éprouva de tems en tems des attaques qui étaient ordinairement déterminées par quelque émotion physique ou morale. L'époque des bains étant arrivée, j'eus l'occasion de consulter la malade; je l'engageai de se rendre à Lamalou pour prendre les bains et les eaux minérales. Quand Madame B... partit pour Lamalou, elle était devenue comme avant de partir pour Ussac; son corps dépérissait à vue d'œil, les attaques étaient devenues plus fréquentes, les fonctions menstruelles étaient toujours irrégulières depuis les couches. Arrivée aux bains, où elle resta un mois, elle fit de suite usage des eaux à l'extérieur et à l'intérieur, et dans l'espace de vingt jours ses menstrues reparurent, son appétit, qu'elle avait perdu depuis long-tems, revint et son estomac fonctionna parfaitement. Les attaques qu'elle éprouvait presque tous les huit jours ne parurent que deux fois dans le laps de tems qu'elle resta aux bains et elle n'en a point eu d'autres depuis; mais il est bon de dire que, pour seconder les effets consécutifs des bains, un cautère a été appliqué à une jambe et un régime de vie sévère lui a été conseillé, auquel elle s'est strictement conformée.

Madame T..., âgée de 58 ans environ, d'un tempérament bilieux, avait joui d'une bonne santé jusqu'au mois de juin 1832, où elle éprouva une fièvre gastrique-bilieuse, qui fut combattue par les vomitifs et les purgatifs. Le quatre août de la même année, elle fut atteinte, à la suite d'une affection morale, d'une douleur dans l'hypocondre droit accompagnée d'ictères; cette dernière disparut sous l'influence d'une médication tempérante et apéritive, mais il resta dans la région du foie une douleur sourde et profonde. L'application de quelques sangsues à l'anus, l'usage du petit-lait mêlé avec le suc des plantes crucifères et les bains domestiques, firent disparaître tous ces phénomènes et la malade jouit d'une assez bonne santé jusqu'au 15 mars 1833, où elle éprouva une affection catarrhale pulmonaire qui nécessita, à cause de la complication phlogistique, l'emploi des émissions sanguines. Bientôt la douleur de l'hypocondre droit reparut accompagnée de tuméfactions de la partie ; nous conseillâmes alors un traitement en conséquence de la double affection, mais sans succès sensible. La tumeur du côté augmenta d'une manière si rapide, qu'en moins d'un mois on pouvait reconnaître à l'œil l'engorgement qui existait, et le tact ne laissait aucun doute de l'empâtement du parenchyme hépatique. Des cautères furent appliqués aux extrémités inférieures, des frictions avec un mélange d'iode et d'iodure de potassium furent faites sur l'engorgement, mais ce dernier persista toujours. L'état de la poitrine était fâcheux, car l'auscultation nous donnait à penser qu'il existait de gros tubercules dans le poumon droit. La saison des bains étant arrivée, nous conseillâmes à la malade de se rendre aux bains de Lamalou ; elle se rendit donc dans cet établissement, et après avoir pris vingt-cinq ou trente bains, elle nous écrivit pour nous faire part des bons effets qu'elle en avait déjà retiré ; car elle nous disait (pour nous servir de ses expressions) je parle mieux et je marche droit : il est bon de dire que la maladie de la poitrine avait occasionné l'aphonie, et l'engorgement du foie avait occasionné une inclinaison de la taille. La malade voyant que la tumeur du côté avait disparu et que l'état de sa poitrine était satisfaisant, rentra chez elle et jouit de ce bien être jusqu'au mois de décembre où

le tems froid et humide détermina la récru-
descence de sa maladie pulmonaire, et, malgré
tous les secours de l'art, elle succomba à une
phthisie tuberculeuse.

Madame B..., âgée de quarante ans environ,
d'un tempérament sanguin, fut atteinte, à la
suite de couches laborieuses, d'une leucorrhée
qui résista aux moyens thérapeutiques ration-
nellement employés; la malade était toujours
mélancolique, ses digestions étaient pénibles,
la matrice ne remplissait plus ses fonctions
périodiques, et la fièvre vint compliquer cet
état fâcheux; cette persistance dans l'intensité
des symptômes nous faisait craindre une lésion
dans l'organe utérin : en conséquence, vu l'in-
succès de la médication déjà employée et l'époque de la saison, j'engageai Madame B... de se
rendre à Lamalou pour y prendre les bains.
La malade suivit notre conseil, et après quinze
jours de l'usage des eaux, soit à l'intérieur,
soit à l'extérieur, la dyspepsie disparut, la perte
ne laissa que quelques traces de son existence,
et son caractère reprit son état normal. La
malade prit encore pendant autres quinze jours
des bains, après lesquels l'équilibre organique
fut parfaitement rétabli; les menstrues reparurent, l'estomac fonctionna parfaitement, et
la fièvre céda, en un mot tout rentra dans
l'ordre.

COROLLAIRES.

Les propriétés chimiques des eaux de Lamalou démontrent le rapport qu'elles ont avec les sources ferrugineuses, acidules, thermales de Mont-Dor et de Vichy; elles peuvent être aussi comparées aux eaux de Spa, avec la différence que ces dernières sont froides; mais nous pensons cependant qu'elles doivent être mises dans le cadre des eaux thermales-ferrugineuses; car la puissance tonique et fortifiante dont elles jouissent, démontre évidemment l'action spéciale du principe martial sur l'économie animale. Ces eaux sont particulièrement indiquées dans les inflammations chroniques qui ont leur siége dans le système fibreux, ligamenteux et muqueux; elles agissent puissamment aussi sur l'engorgement des glandes conglobées et conglomérées, ainsi que sur le trouble de l'innervation. Ces propriétés médicales sont attestées par des faits consignés dans plusieurs ouvrages que nous nous dispensons de citer ici, faits qui seront corroborés par les observations que nous rapportons : or, on voit d'après l'expérience que les eaux de Lamalou agissent efficacement sur les affections du système ligamenteux, articulaire, et surtout lorsque l'état pathologique de ces organes est sous l'influence de l'élé-

ment rhumatique : les observations déjà ci-
tées en sont des preuves non équivoques ; elles
agissent aussi puissamment sur les engorgemens glanduleux du système lymphatique,
soit comme résolutif, soit en modifiant le principe délétère qui est cause le plus souvent de
ces maladies graves, réputées incurables. Mais
une propriété bien plus importante encore,
c'est leur action sédative dans les névroses où il
existe un trouble général ; c'est-à-dire un dés-
accord entre l'appareil nerveux sympatique
et de relation, comme dans les attaques d'hys-
térie, et dans cette maladie qu'on appelle
danse de Saint-Guy. Eh bien! c'est dans ces
affections que ces eaux ont produit de merveilleux effets, lors même que les bains d'Ussac et de Silvanés avaient échoué. Les deux
observations de maladie de cette nature, con-
signées ici, en sont des preuves authentiques.

Je ne m'étendrai pas plus longuement sur
la propriété médicale de ces eaux, car j'aurais
encore beaucoup à dire sur leur action rela-
tivement aux maladies du système muqueux,
comme les affections catarrhales, chroniques,
pulmonaires; les inflammations leucorrhoïques
et blennorbagiques. Enfin, elles ont une propriété spéciale de tonifier la fibre musculaire,
et de régulariser les fonctions utérines; aussi

les personnes atteintes d'aménorrhée et de chlorose, ont-elles éprouvé de bons effets de l'usage de ces eaux.

Quant aux eaux de Capus et de Lavernière, elles sont très utiles, employées concurremment avec celles de Lamalou, et même toutes seules. Les premières produisent ordinairement un bon effet dans l'atonie de l'estomac, les pâles couleurs, les fleurs blanches; et, généralement dans tous les écoulemens chroniques, elles opèrent des effets merveilleux. Les secondes sont très usitées dans les maladies chroniques du tube digestif, les engorgemens du foie, la jaunisse, l'engorgement mésentérique appelé *carreau*, et l'hypocondrie. Nous publions à la hâte ces courtes réflexions, pour satisfaire aux désirs de MM. les fermiers de cet établissement, et fixer l'attention du public sur les grandes propriétés de ces eaux.

www.ingramcontent.com/pod-product-compliance
Ingram Content Group UK Ltd.
Pitfield, Milton Keynes, MK11 3LW, UK
UKHW021050120726
13693UKWH00006B/2541